Preparándome para mi Cirugía de adenoides

Libro de adenoides para niños—preparación y recuperación

Este libro pertenece a:

___

Escrito por Dr. Fei Zheng-Ward   Ilustrado por Moch. Fajar Shobaru

Traducido al español por Benjamin Sanabria Azurduy

Derechos de autor © 2025 Fei Zheng-Ward

Todos los derechos están reservados. Publicado por Fei Zheng-Ward, un sello de FZWbooks. Ninguna parte de este libro puede copiarse, reproducirse, grabarse, transmitirse o almacenarse por ningún medio o forma, electrónica o mecánica, sin obtener el permiso previo por escrito del propietario de los derechos de autor.

Identificadores: ISBN 979-8-89318-101-2 (libro electronico)
ISBN 979-8-89318-102-9 (libro de bolsillo)

¿Qué son las adenoides?

Son una de las muchas partes de tu sistema inmunológico que atrapan y combaten los gérmenes para mantenerte sano y fuerte.

Tus adenoides son muy difíciles de ver porque están escondidas en la parte de atrás de tu nariz.

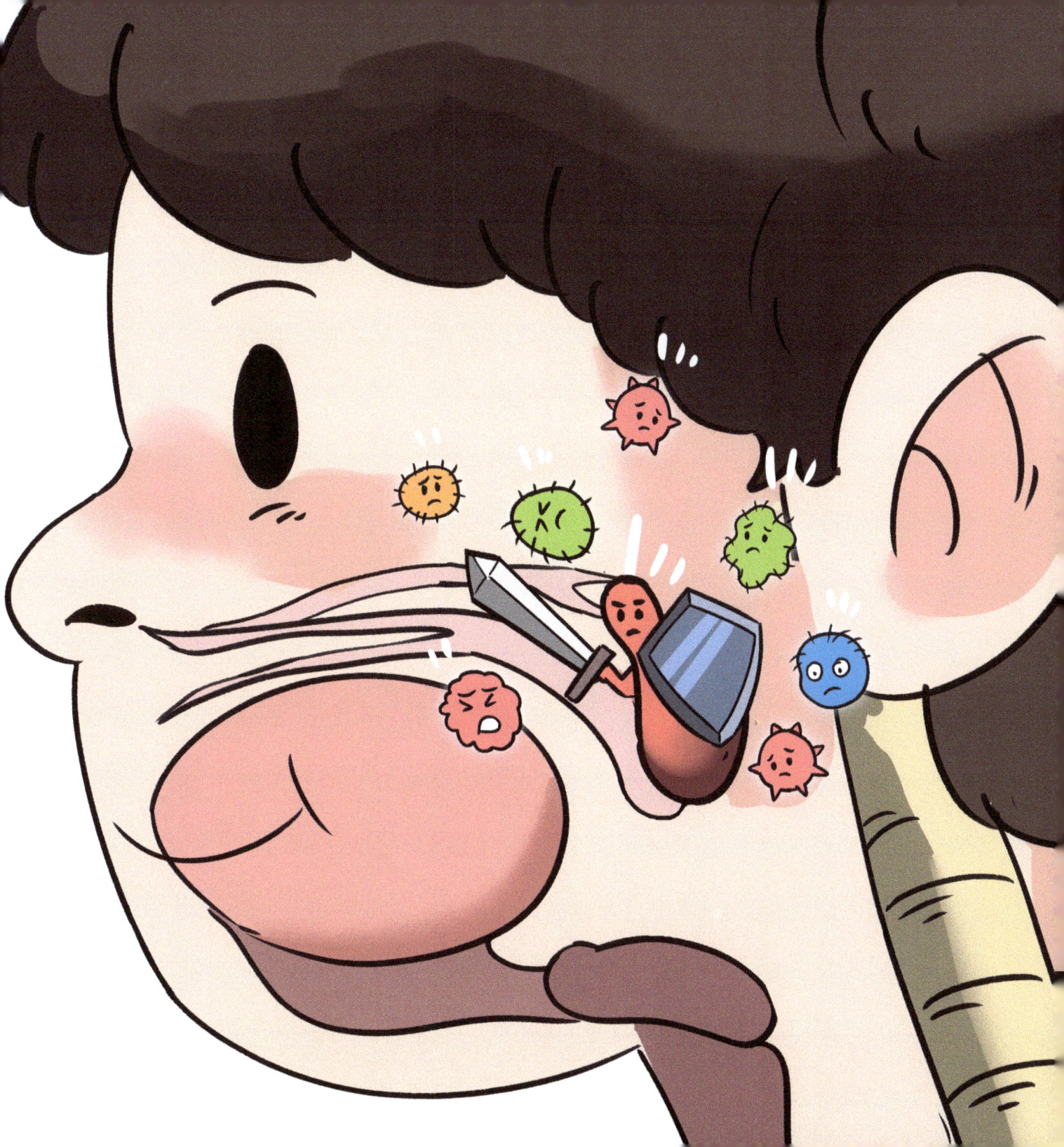

Tus adenoides también pueden enfermarse.

Cuando eso pasa,
se **enrojecen** e **inflaman**.

Por lo general, mejoran solas.

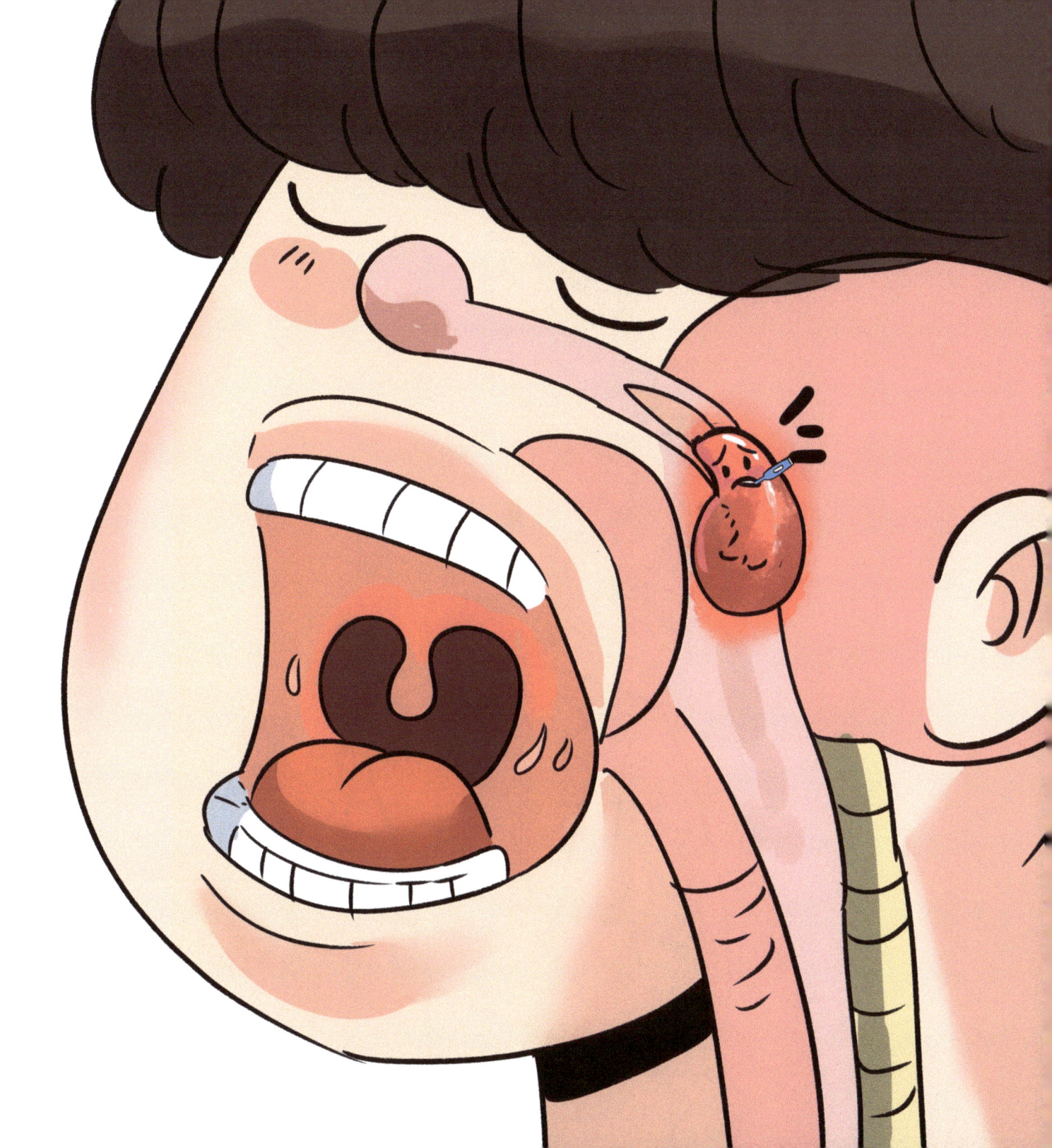

Pero cuando no lo hacen, tu médico puede darte medicina para ayudarlas a mejorar.

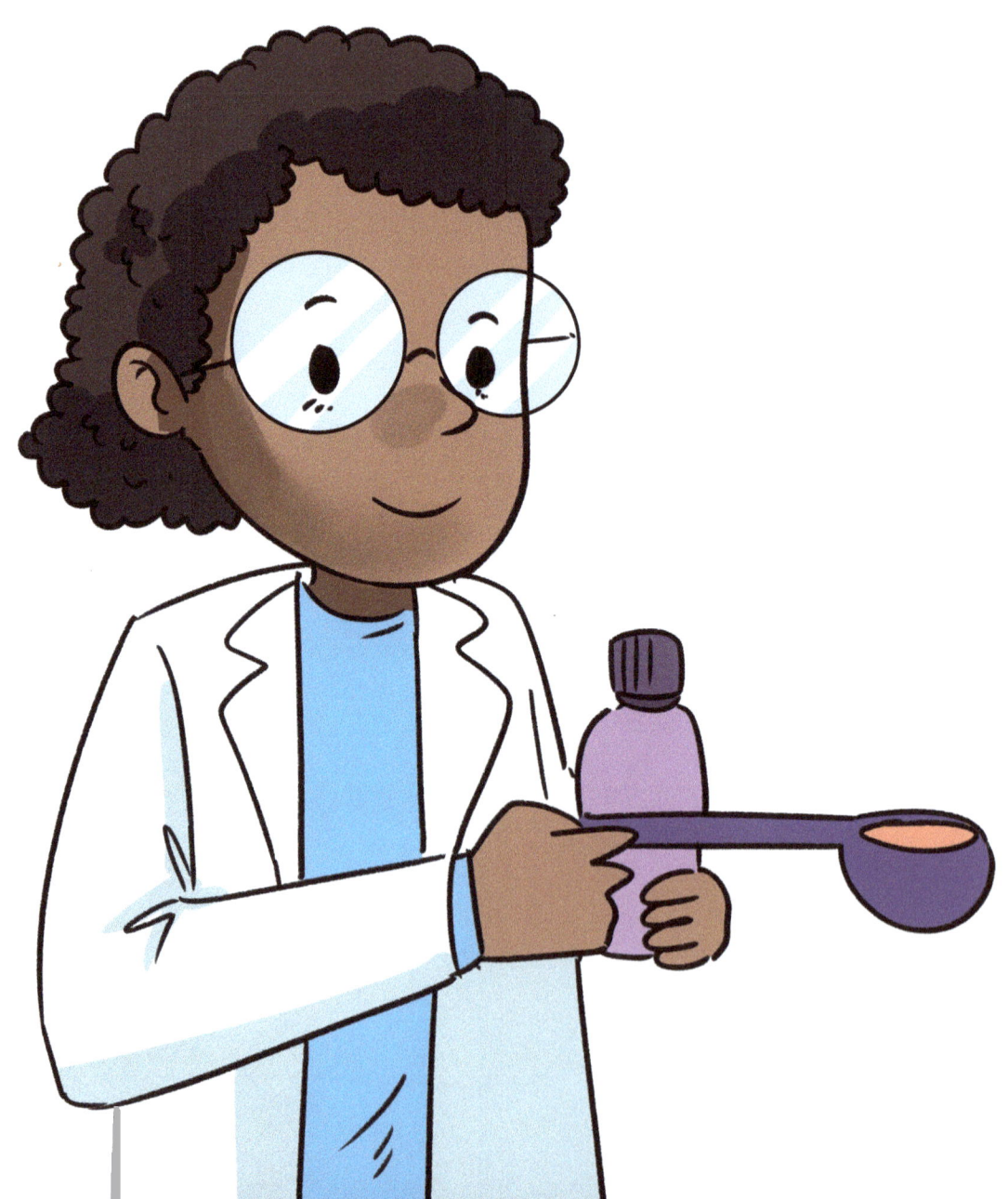

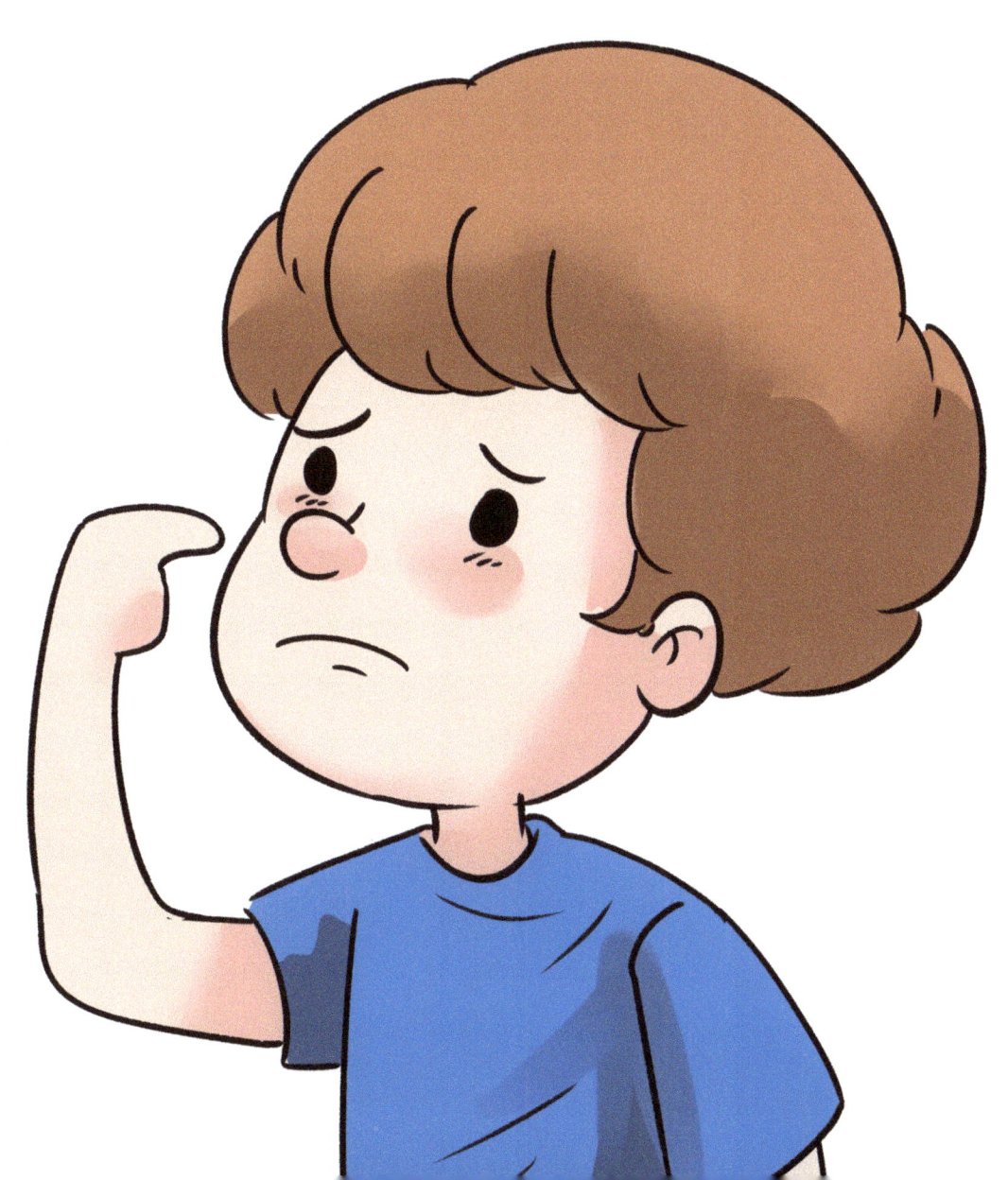

A veces, las adenoides pueden dificultar la respiración por la nariz, y entonces tienes que respirar por la boca.

¿Tú respiras por la boca?

____ SÍ   ____ NO

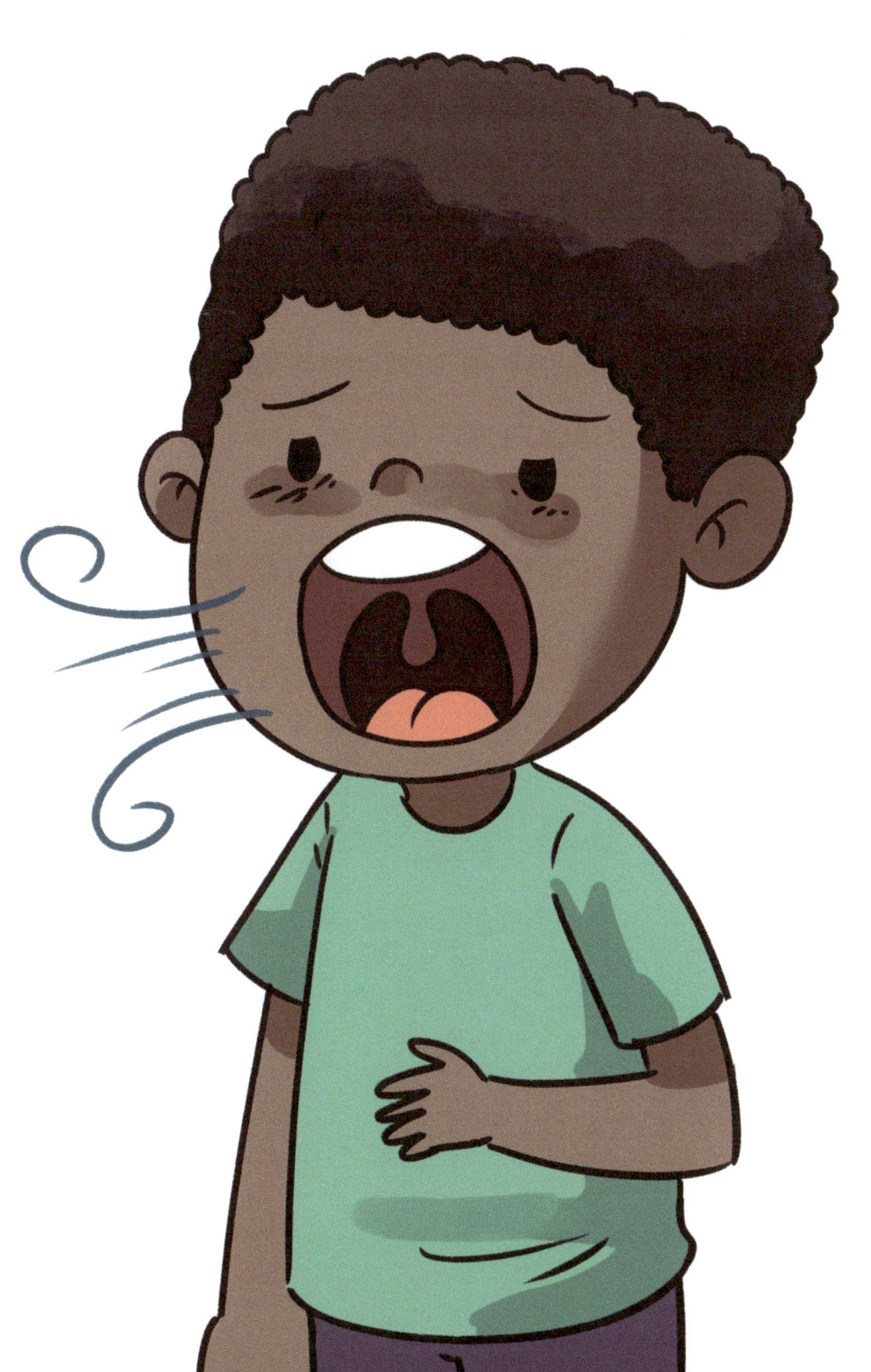

O tal vez tu nariz tapada hace sonidos musicales y divertidos cuando respiras.

¿Has escuchado tu nariz hacer ruidos graciosos?

____ SÍ   ____ NO

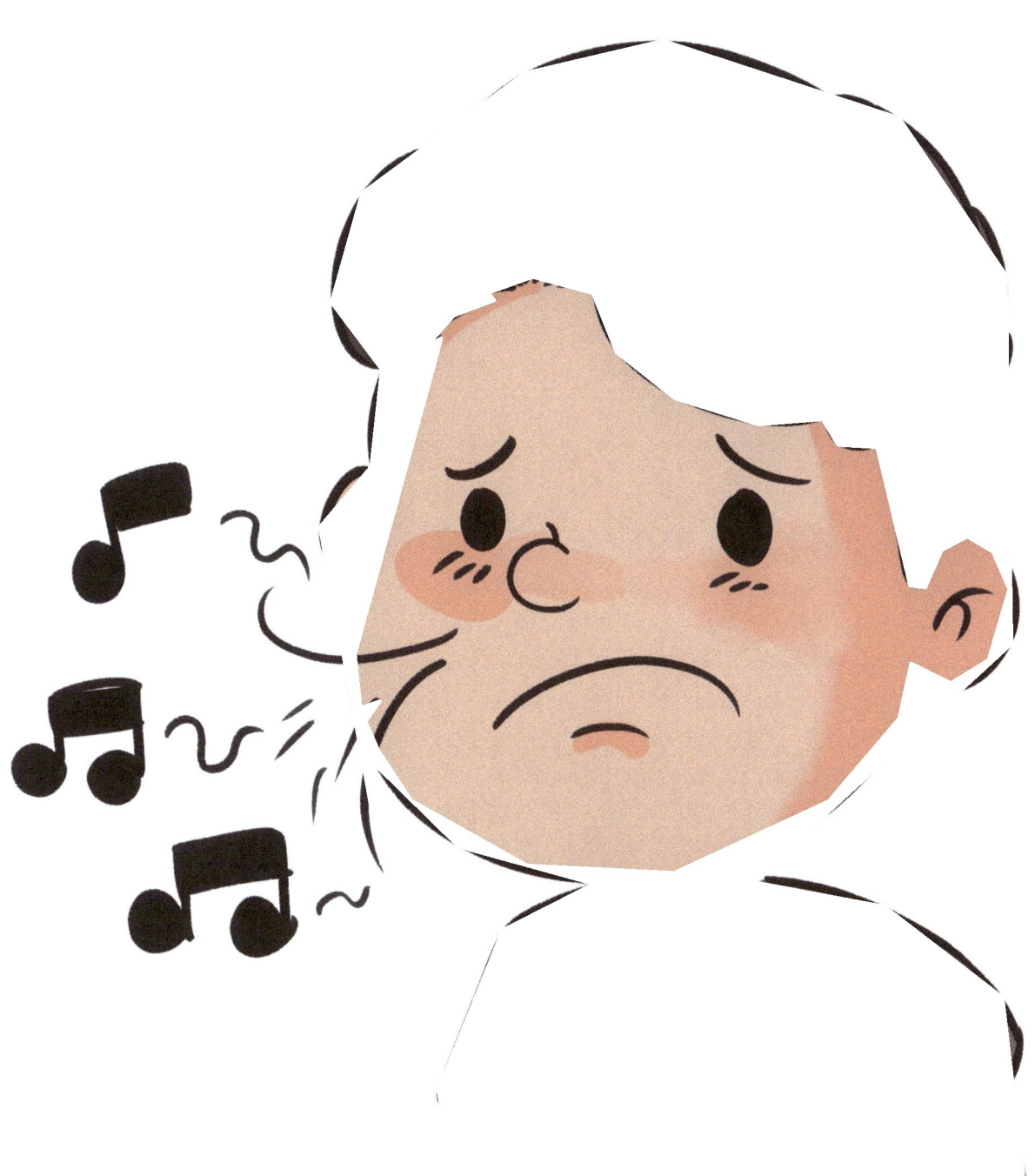

Puede ser difícil respirar cuando tu nariz se siente tapada.

Pero trata de tomar agua, jugo o tu bebida favorita para mantenerte hidratado y ayudar a tu cuerpo a combatir los gérmenes y mejorar.

Por favor escribe aquí abajo tu bebida favorita.

_____

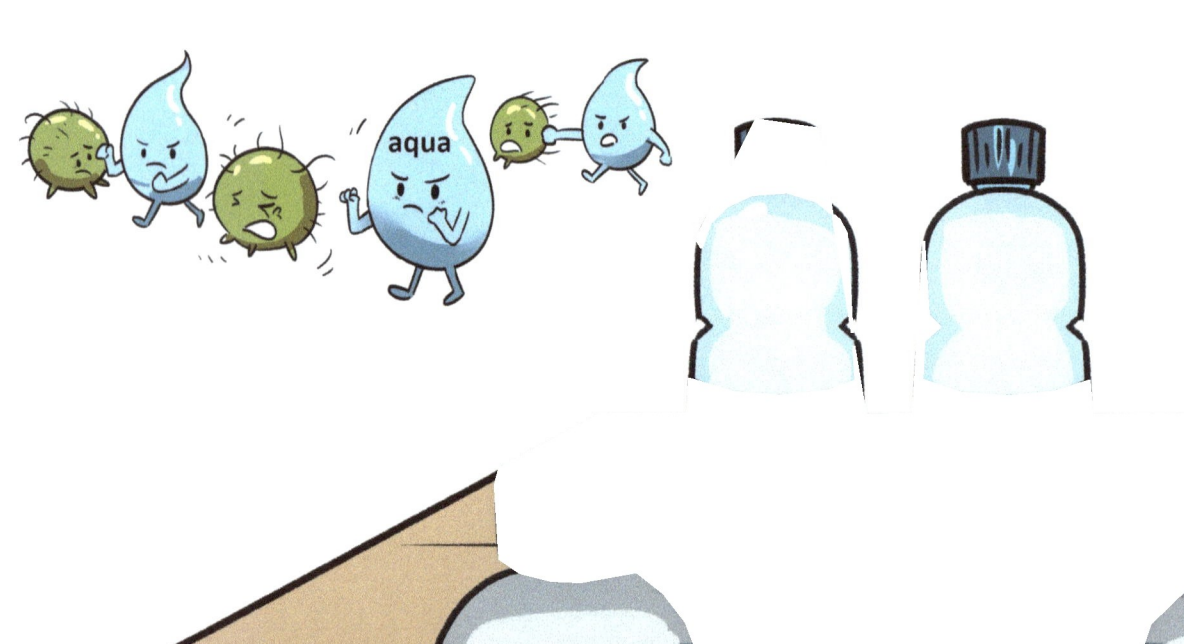

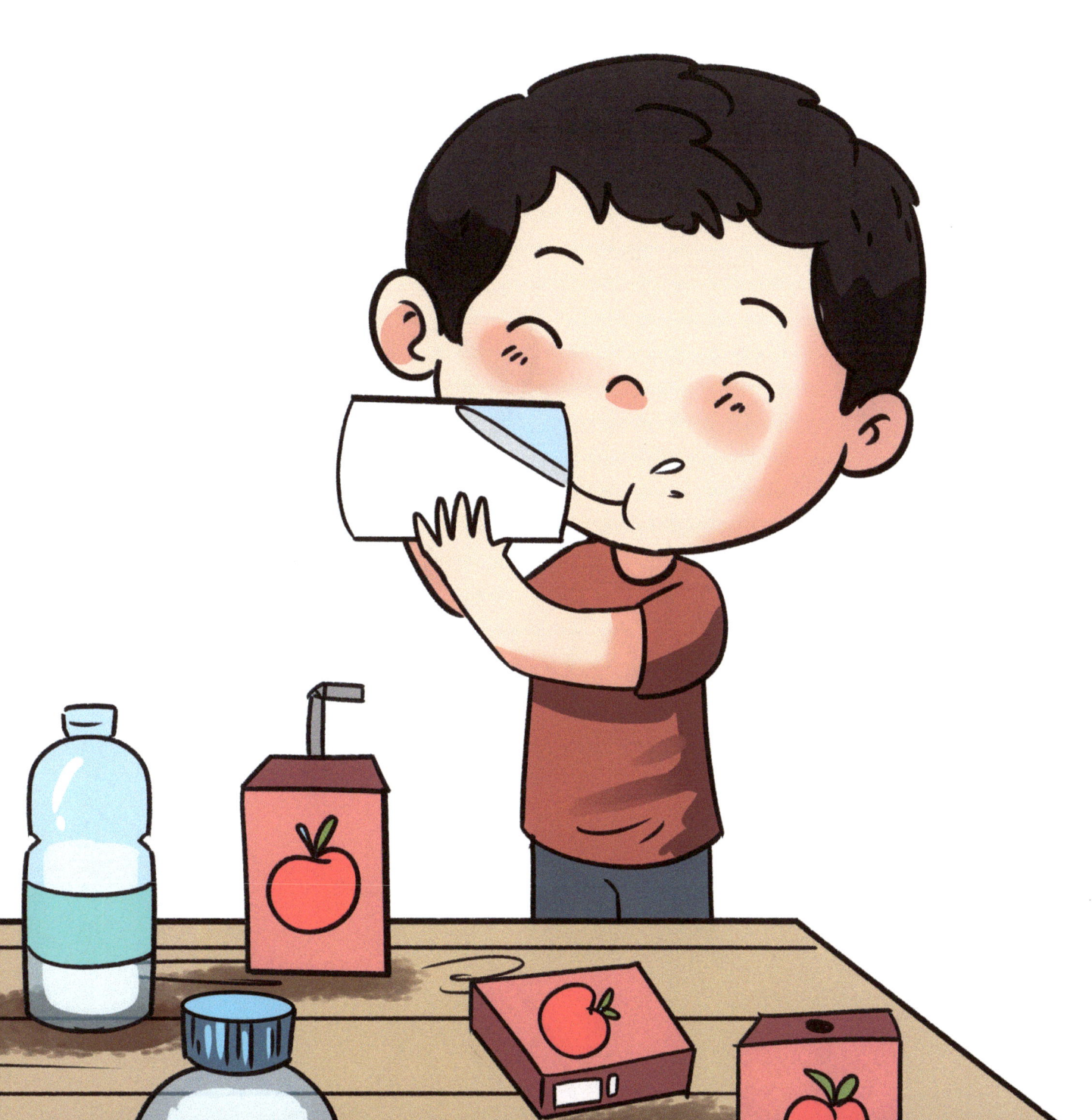

Tus adenoides inflamadas pueden hacer que ronques fuerte como un oso.

¿Alguien te ha dicho que roncas por la noche?

___ SÍ   ___ NO

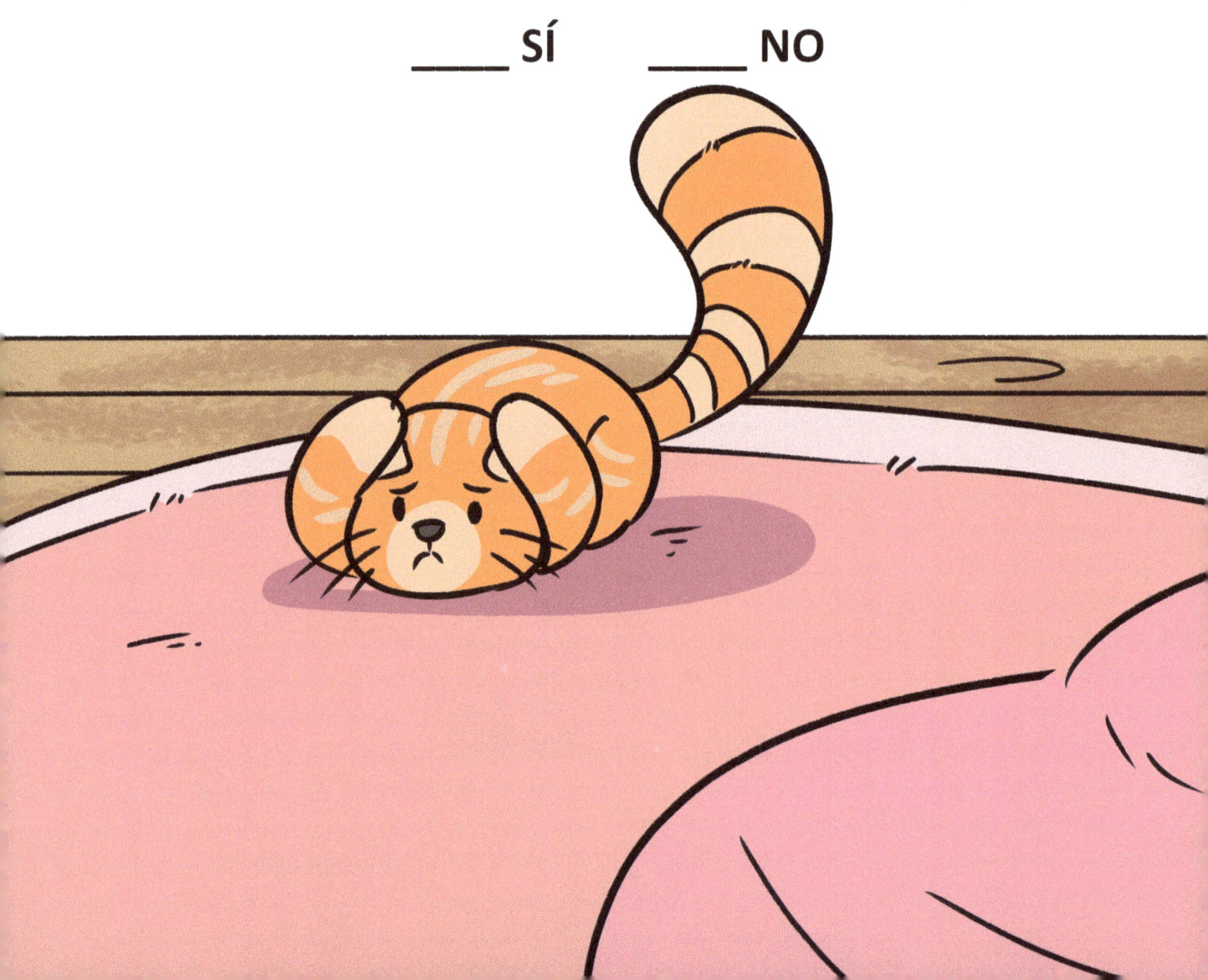

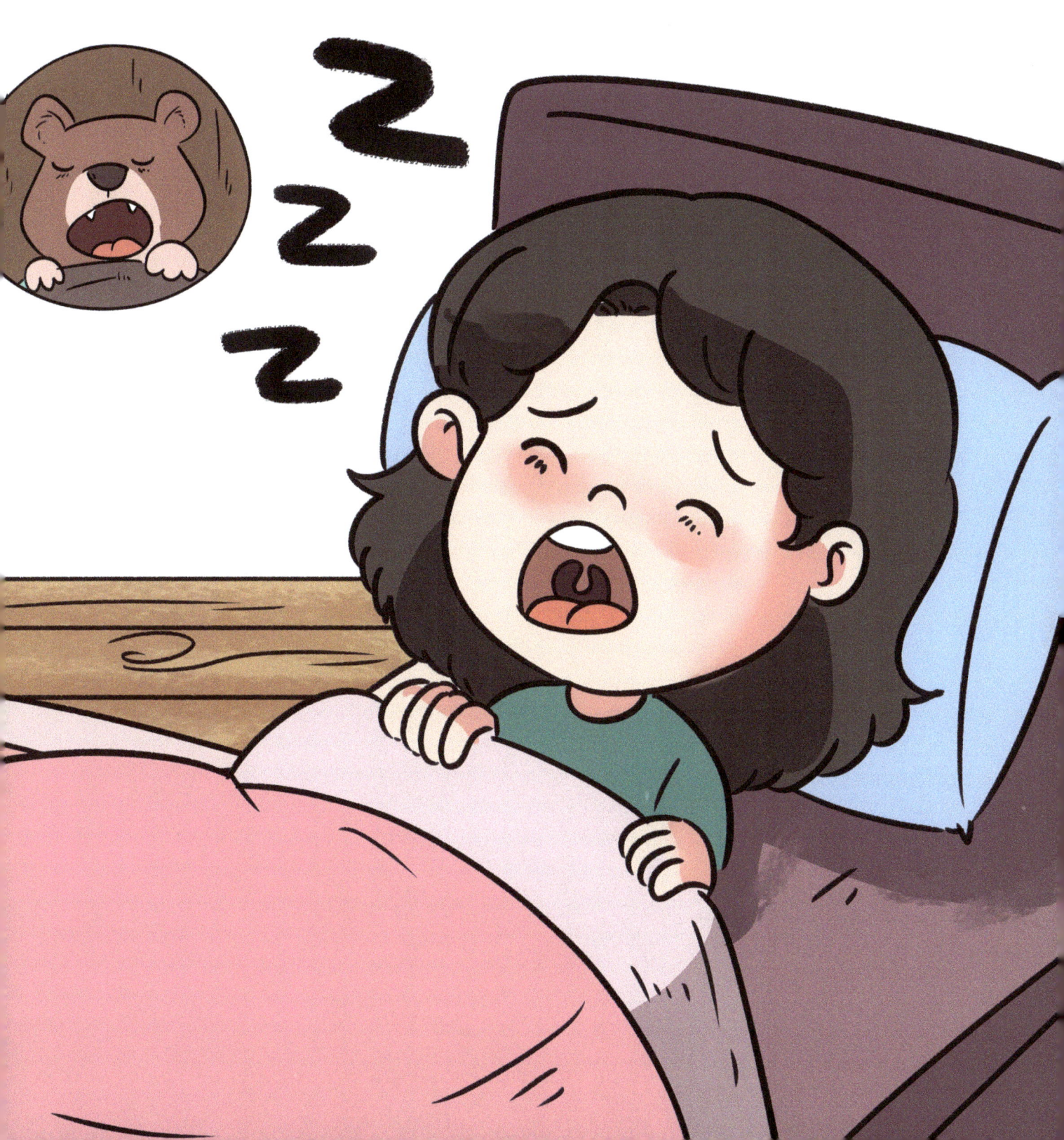

A veces, tus adenoides se enferman muchas veces, lo que también puede hacerte sentir mal.

Puedes tener fiebre, dolor de garganta, dolor de cabeza, dolor de oído, nariz tapada o mocosa, mal aliento y no tener ganas de comer mucho.

¿Te ha pasado algo de eso?

____ SÍ   ____ NO

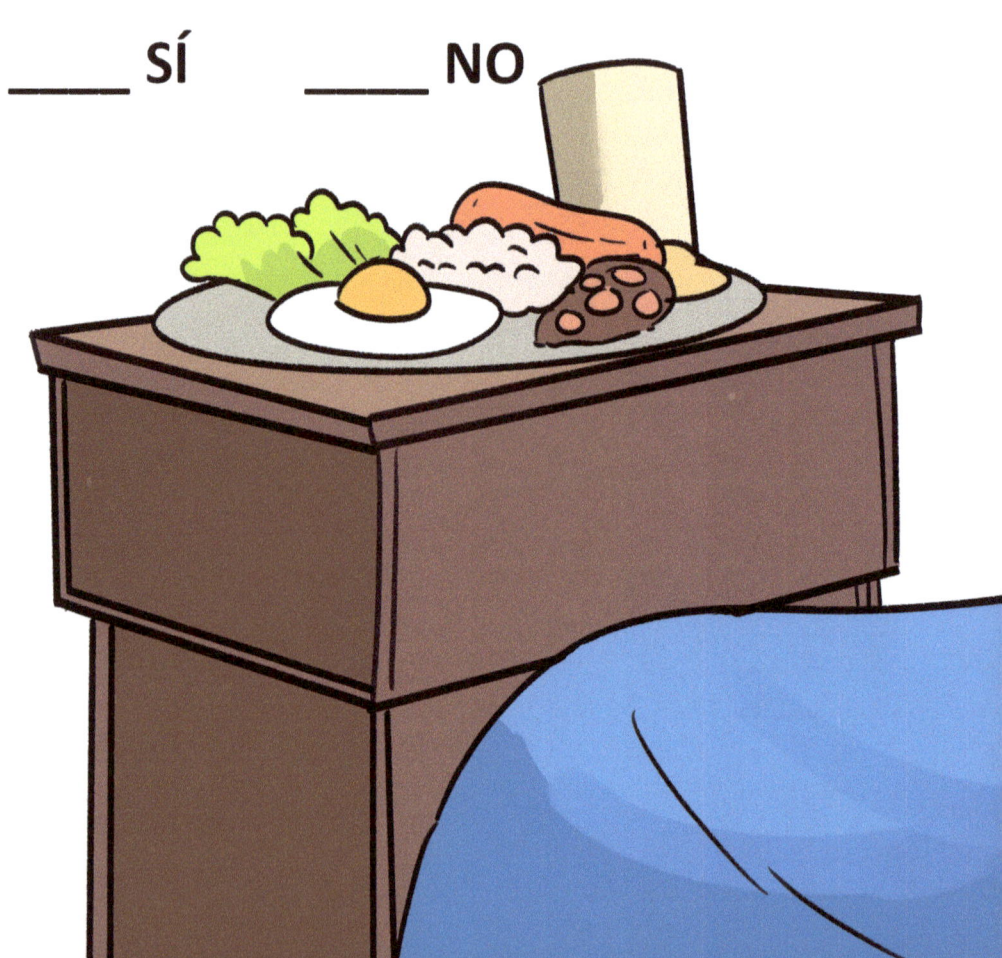

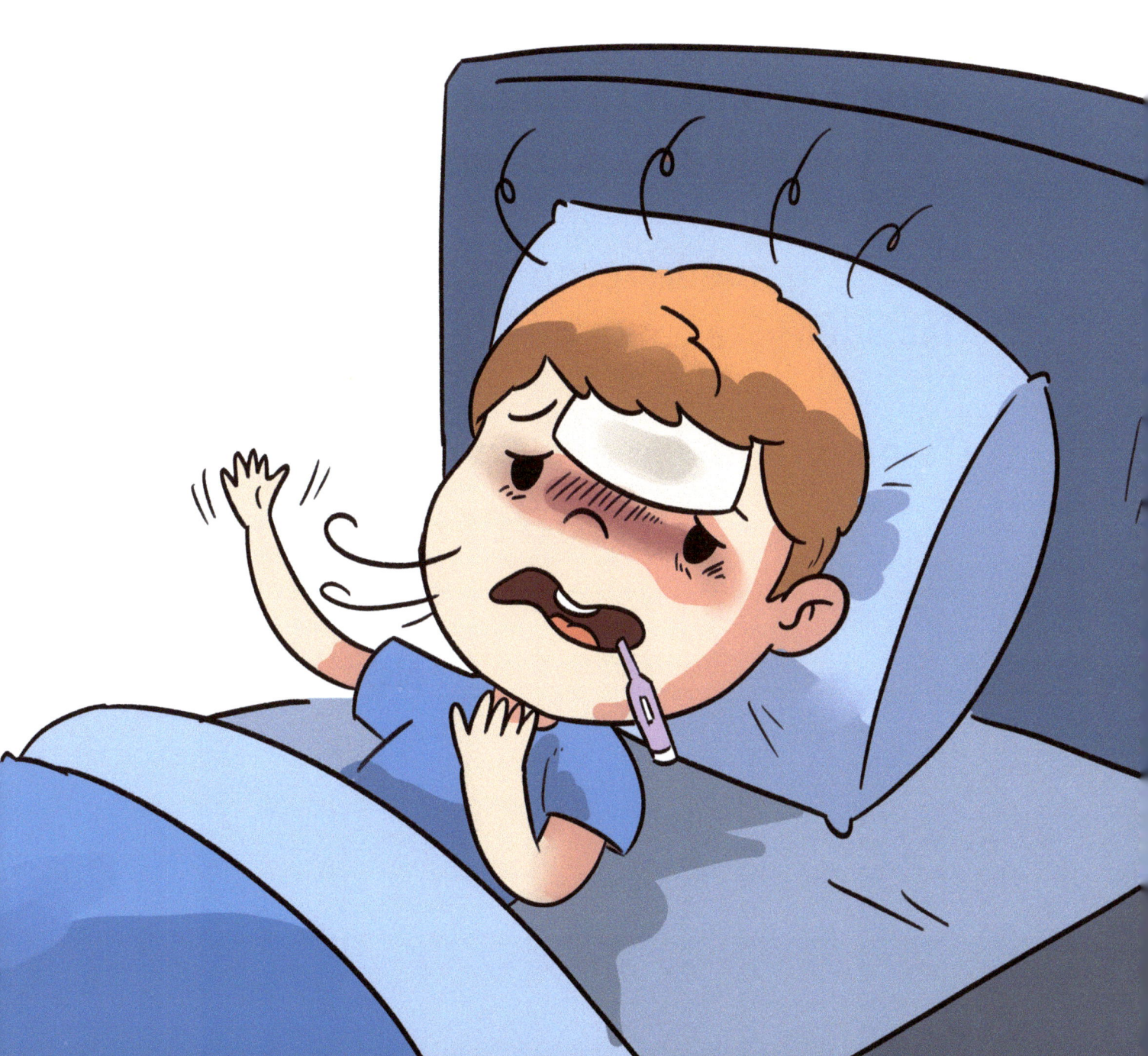

Tu médico, que es amable y cuidadoso,
puede escuchar tu corazón y pulmones,
y revisar tus oídos, nariz y boca.

A veces, te puede recomendar que te quiten
las adenoides para que te sientas mejor.

¿Tu médico te dijo que tus adenoides están
**grandes*?*

____ SÍ   ____ NO

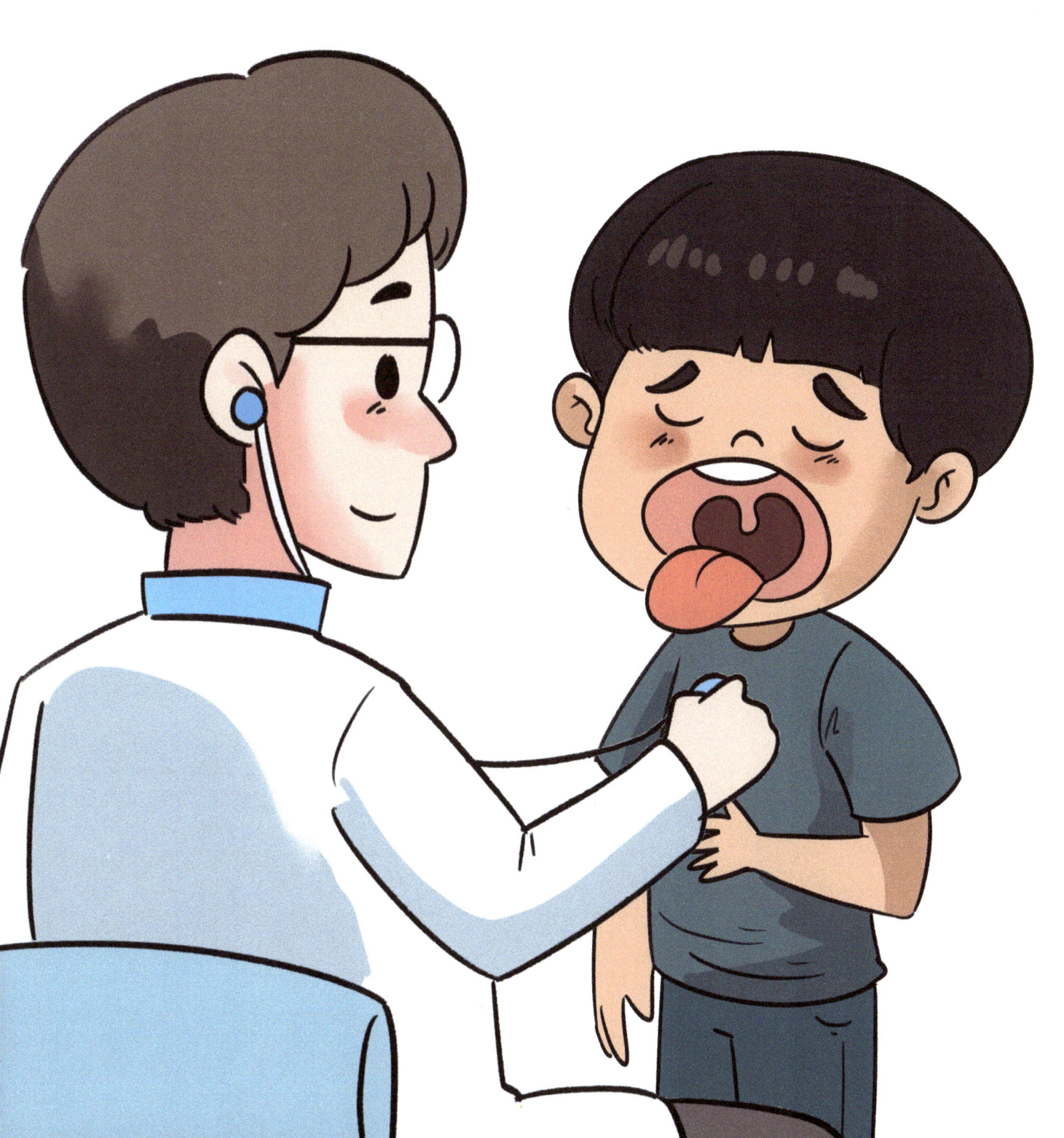

Tu médico puede quitar tus adenoides fácilmente por la boca.
¡Es una cirugía rápida y sencilla, y no sentirás nada!

Estarás dormido y soñando mientras hacen la cirugía.

¿Con qué te gustaría soñar durante tu cirugía?

Tus adenoides ya no estarán cuando despiertes de la cirugía.

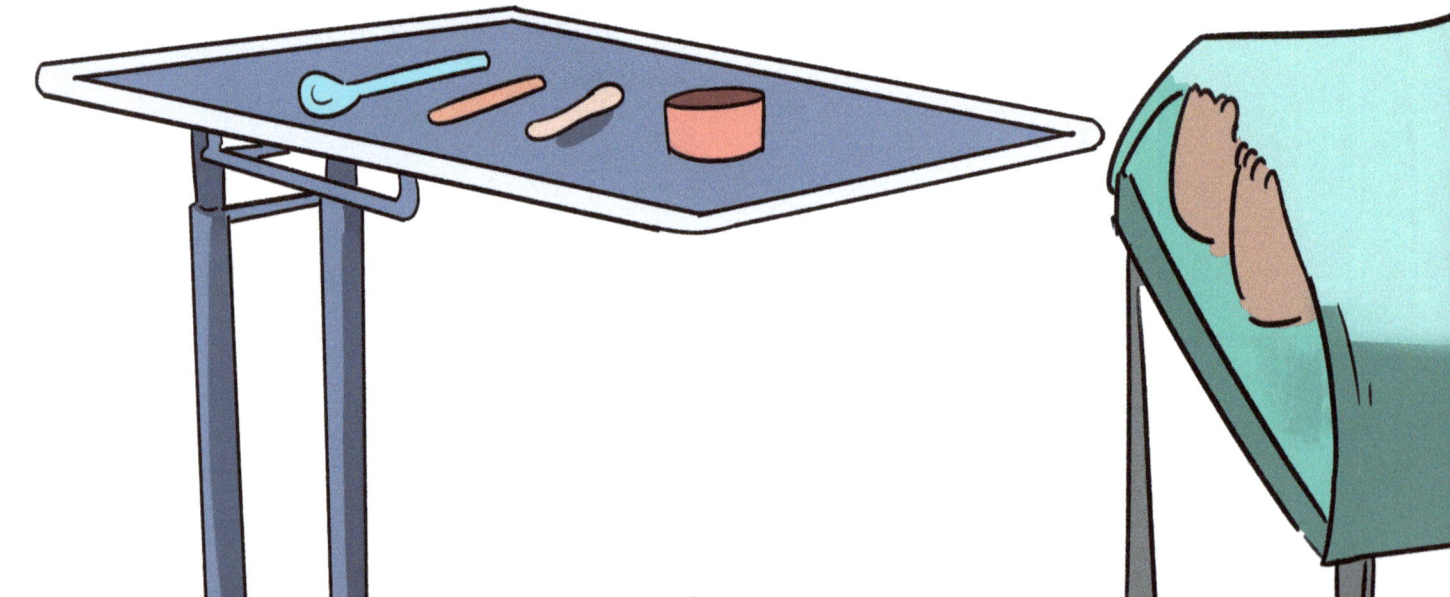

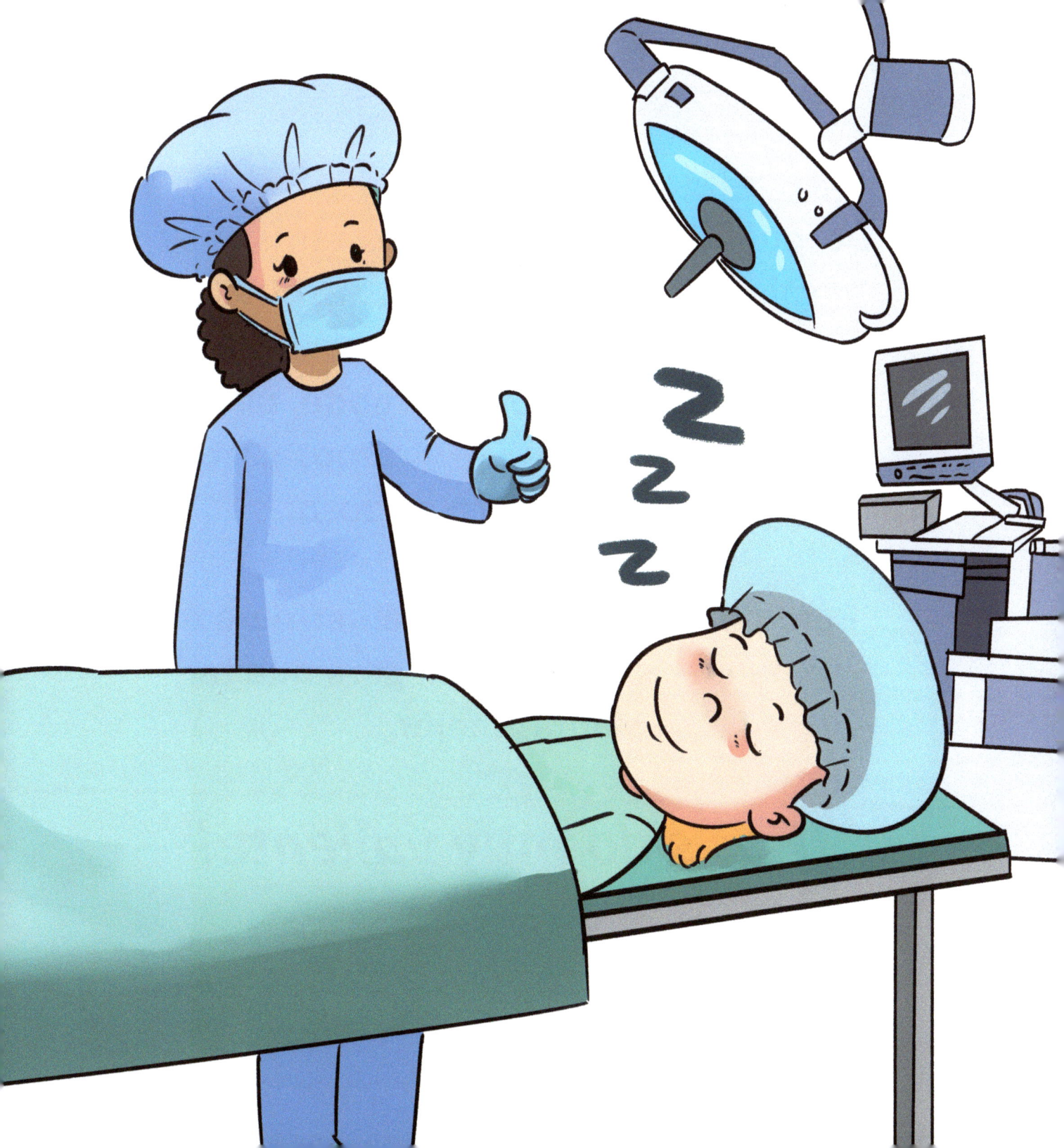

Después de la cirugía, despertarás en la sala de recuperación del hospital.

Puede que te sientas incómodo, que tu garganta esté adolorida y rasposa, y que respires un poco ruidoso.

Pero no te preocupes, tu enfermera te dará medicina especial para que te sientas mejor.

¡Has sido muy valiente!

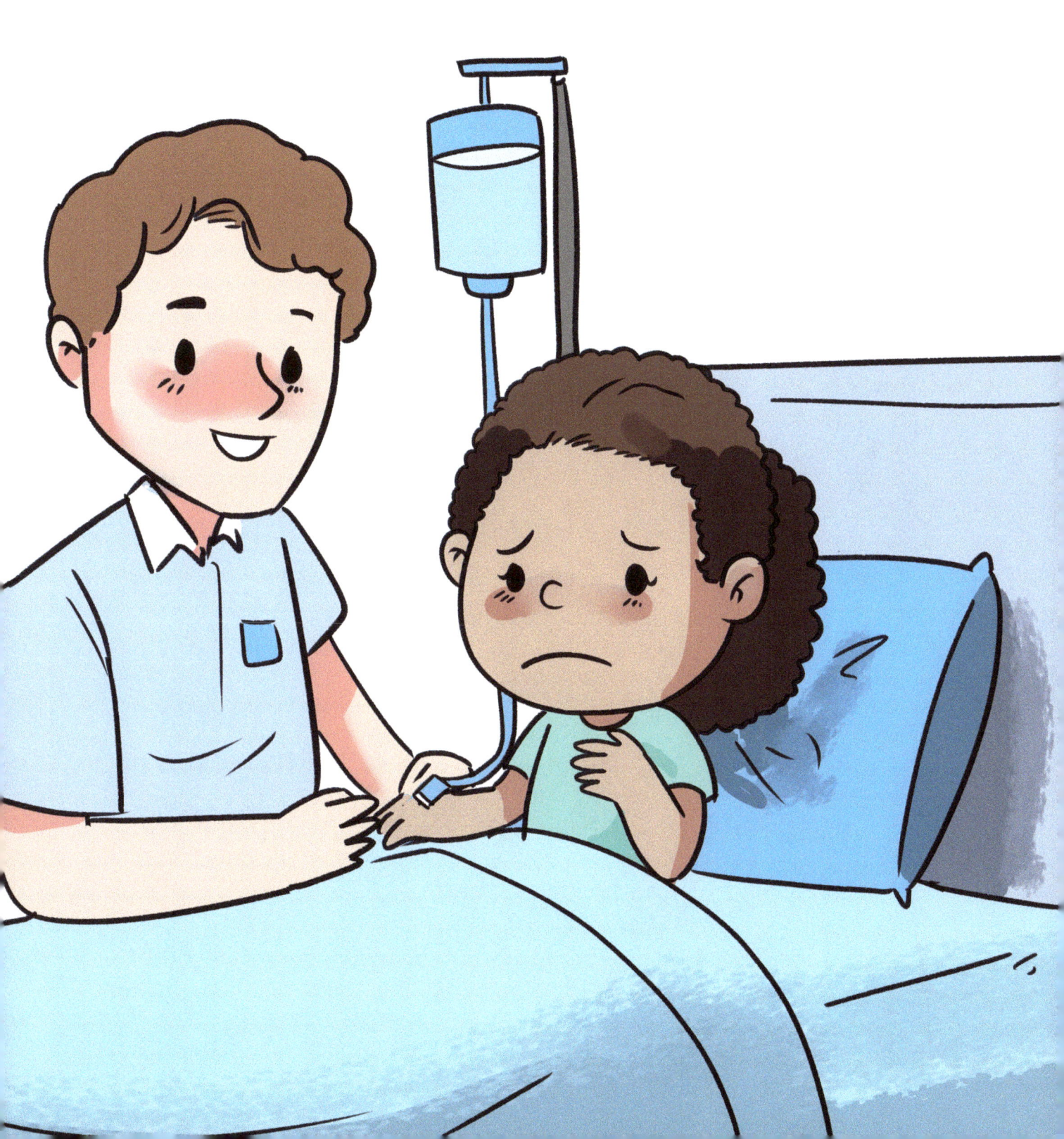

A veces, puede que tengas que quedarte en el hospital después de la cirugía.

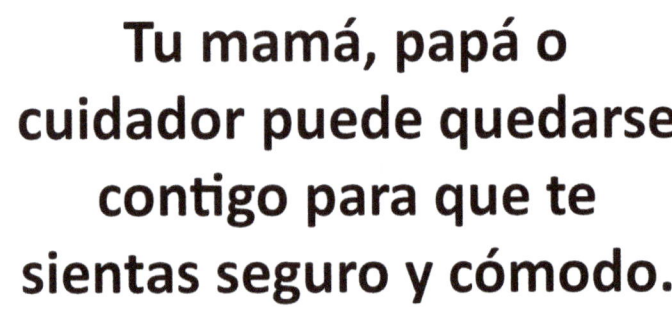

Tu mamá, papá o cuidador puede quedarse contigo para que te sientas seguro y cómodo.

Podrás ir a casa cuando te sientas mejor.

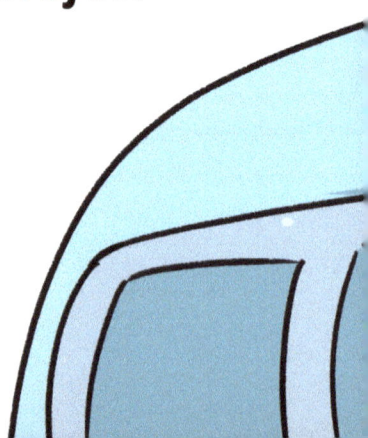

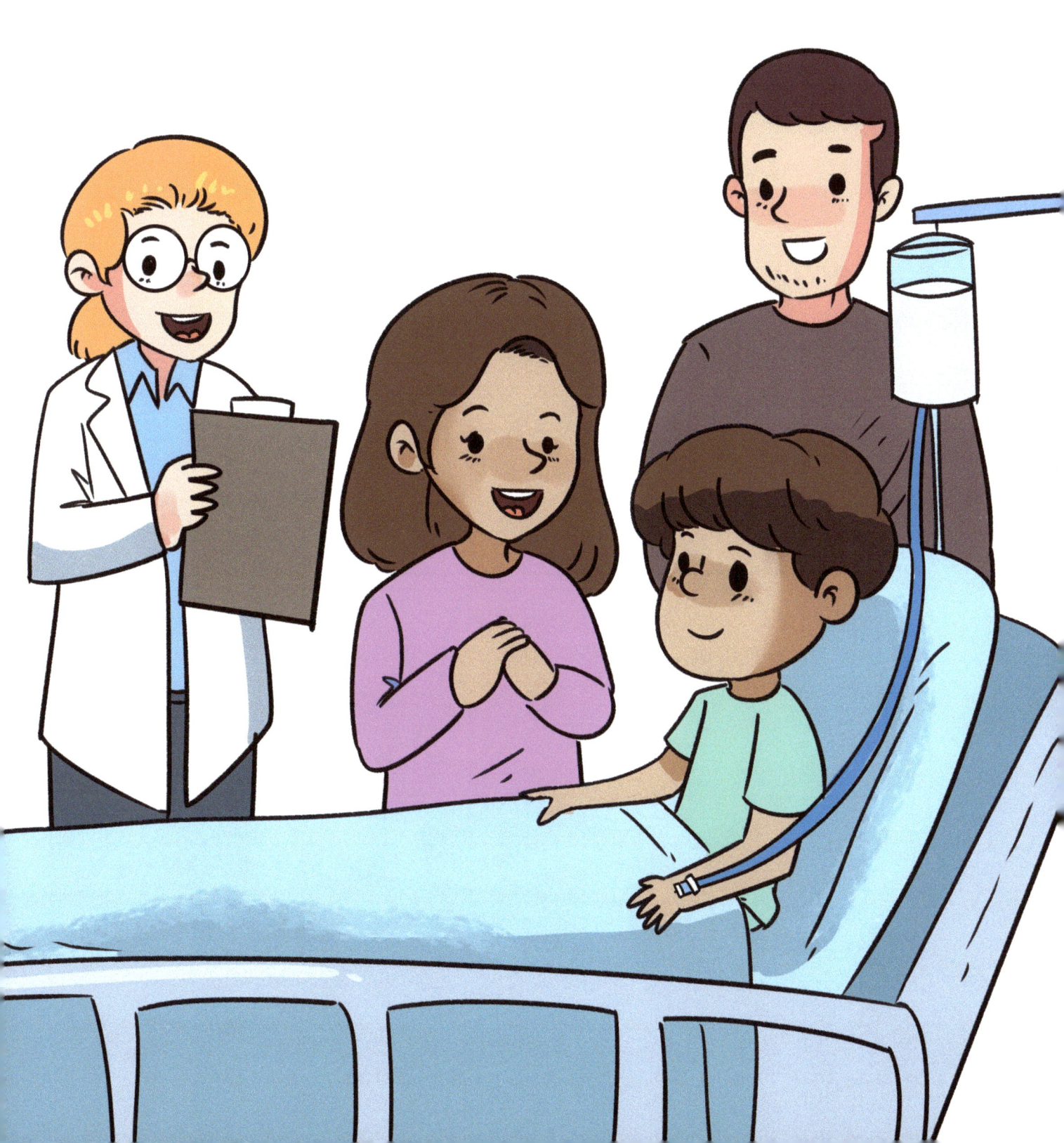

Después de que te quiten las adenoides, comenzarás a sentirte mejor muy pronto.

Pero primero, ¡podrás comer helado o paletas frías, y muchas!

¿Cuál es tu sabor favorito?

_____

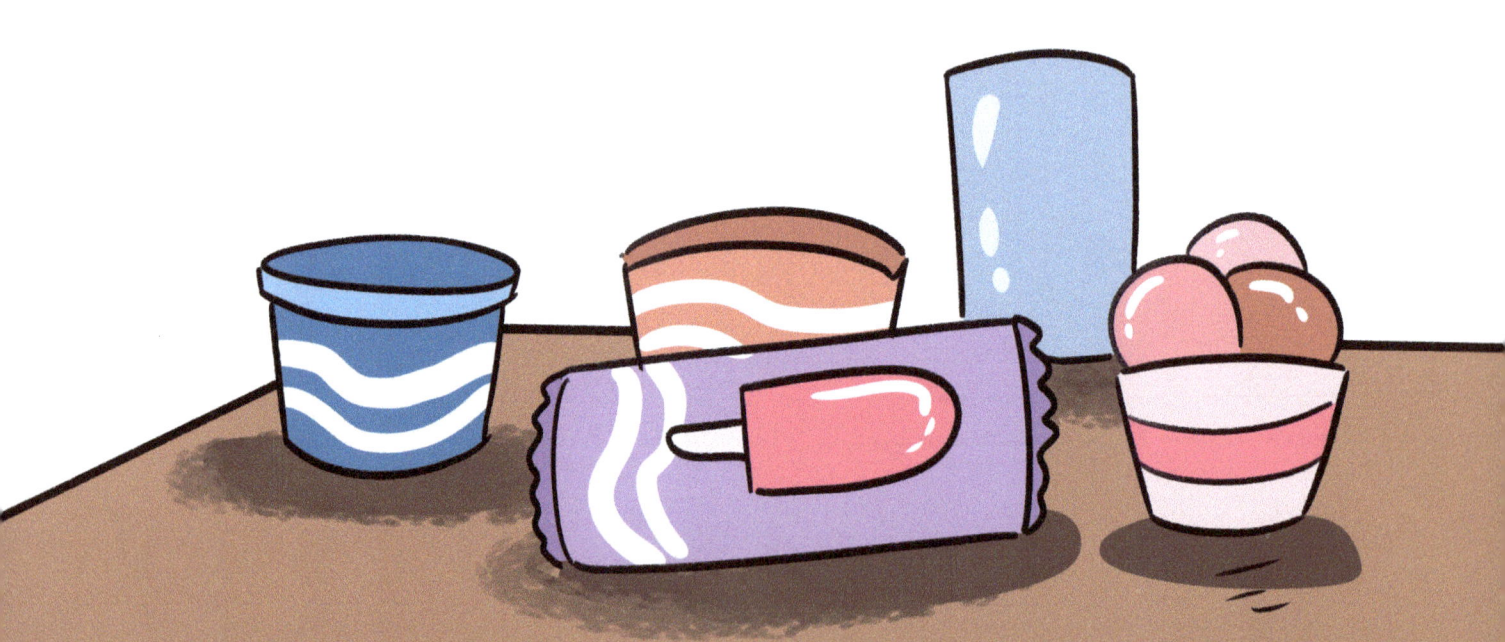

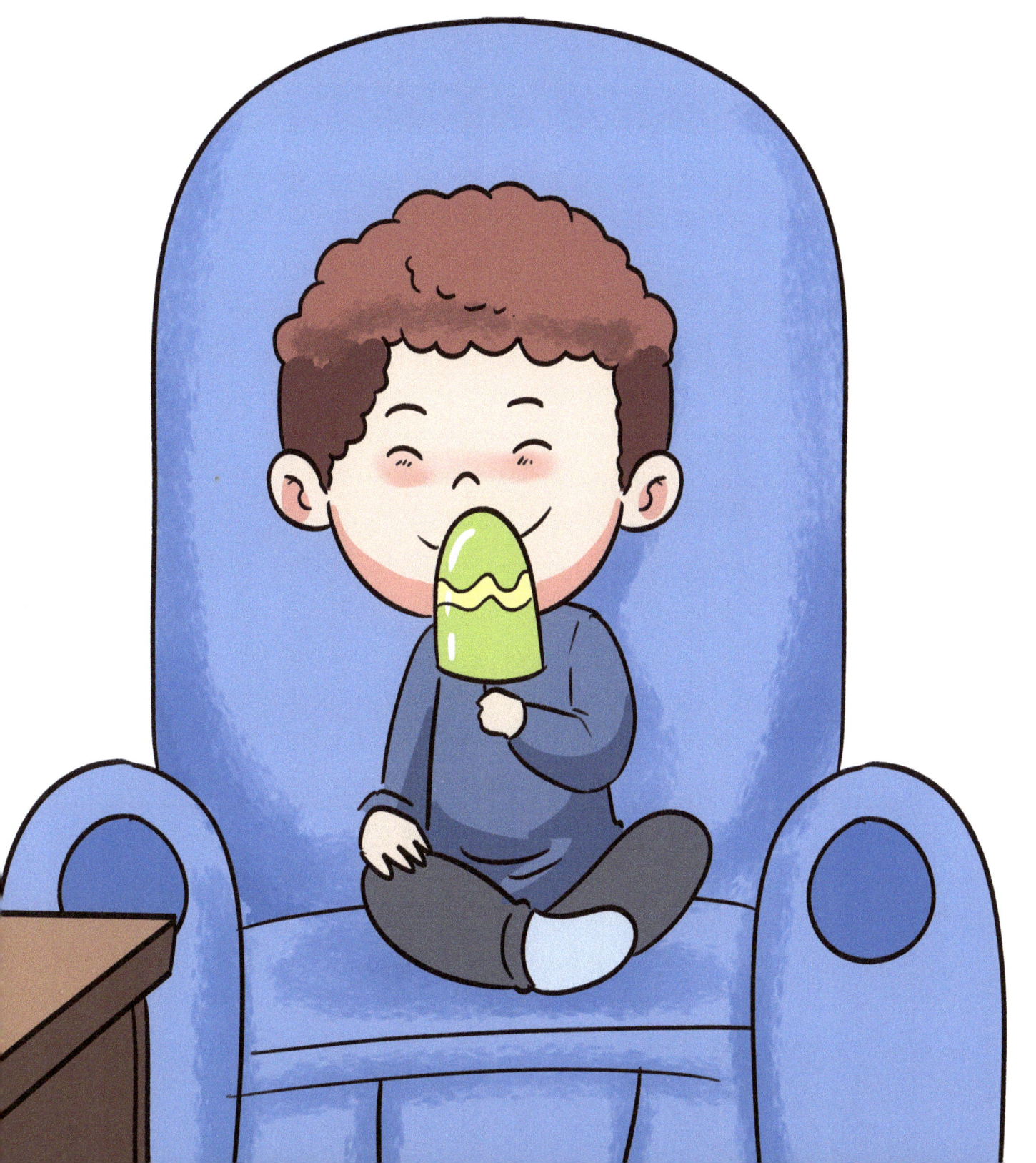

Además del helado y las paletas, recuerda tomar agua, jugo o tu bebida o batido favorito para que tu cuerpo se recupere más rápido.

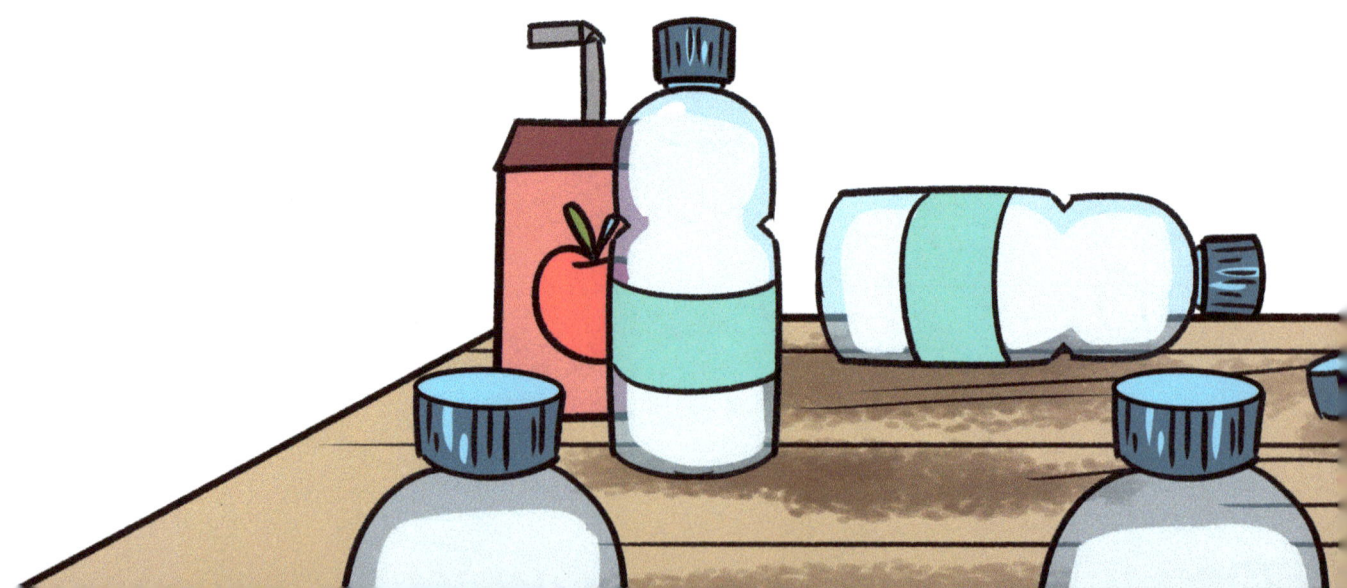

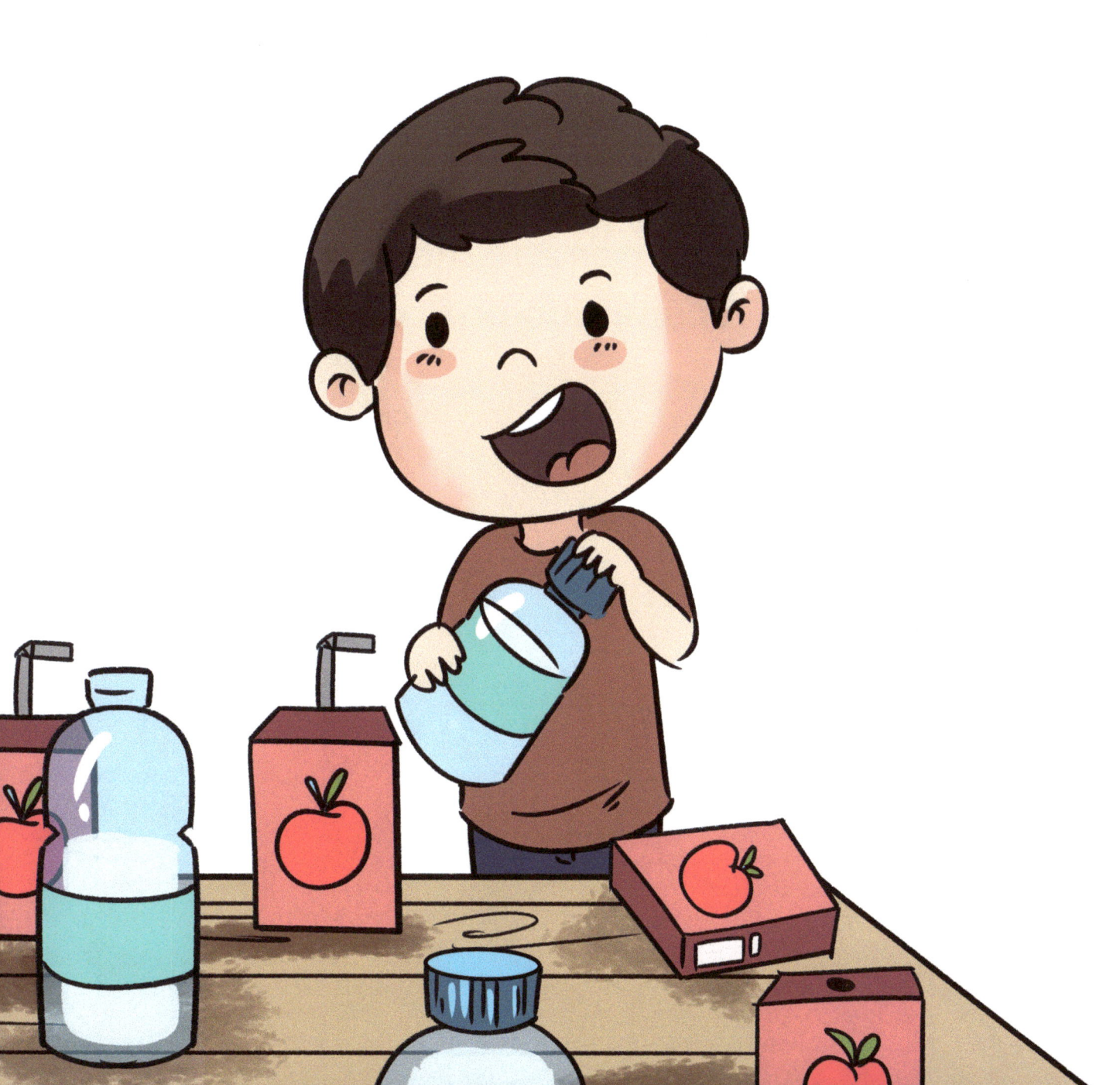

Mientras te estás recuperando de la cirugía, tómalo con calma.

Puedes leer tus libros favoritos, ver tus películas preferidas o jugar juegos de mesa.

Este es un buen momento para *relajarte* y concentrarte en ponerte mejor hasta que te hayas recuperado por completo.

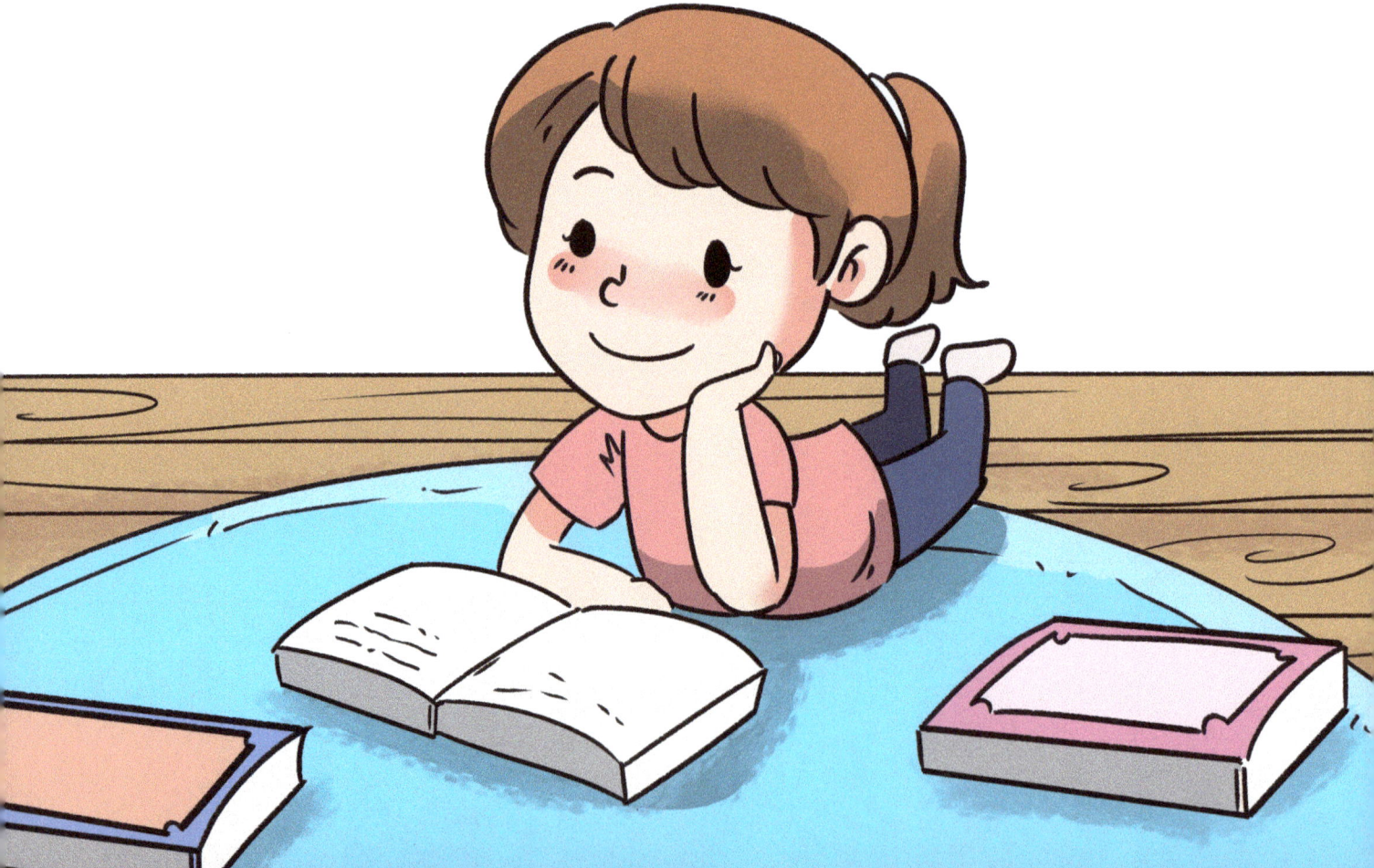

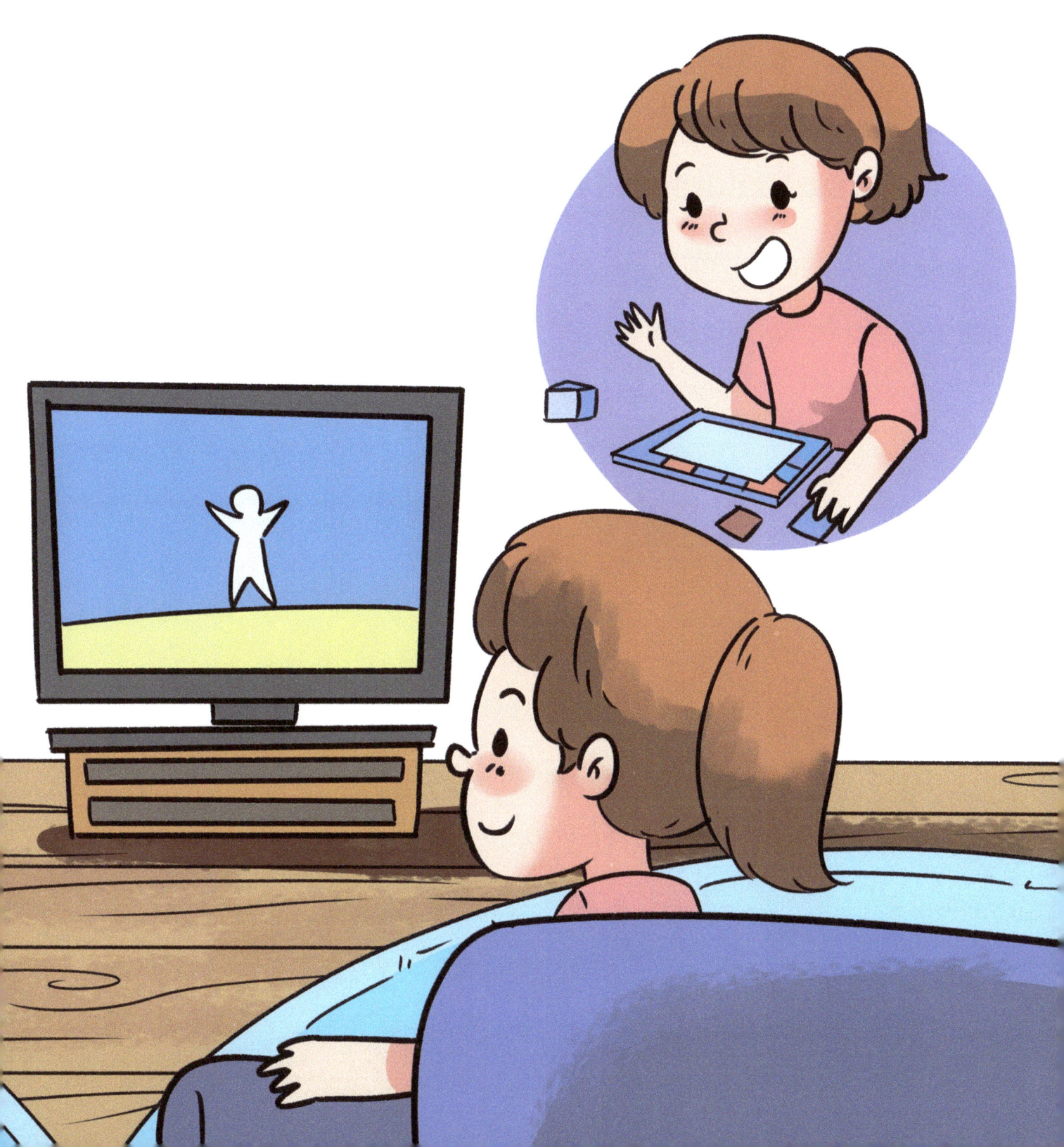

Pronto notarás que puedes respirar mejor y que ya no te duele la garganta como antes.

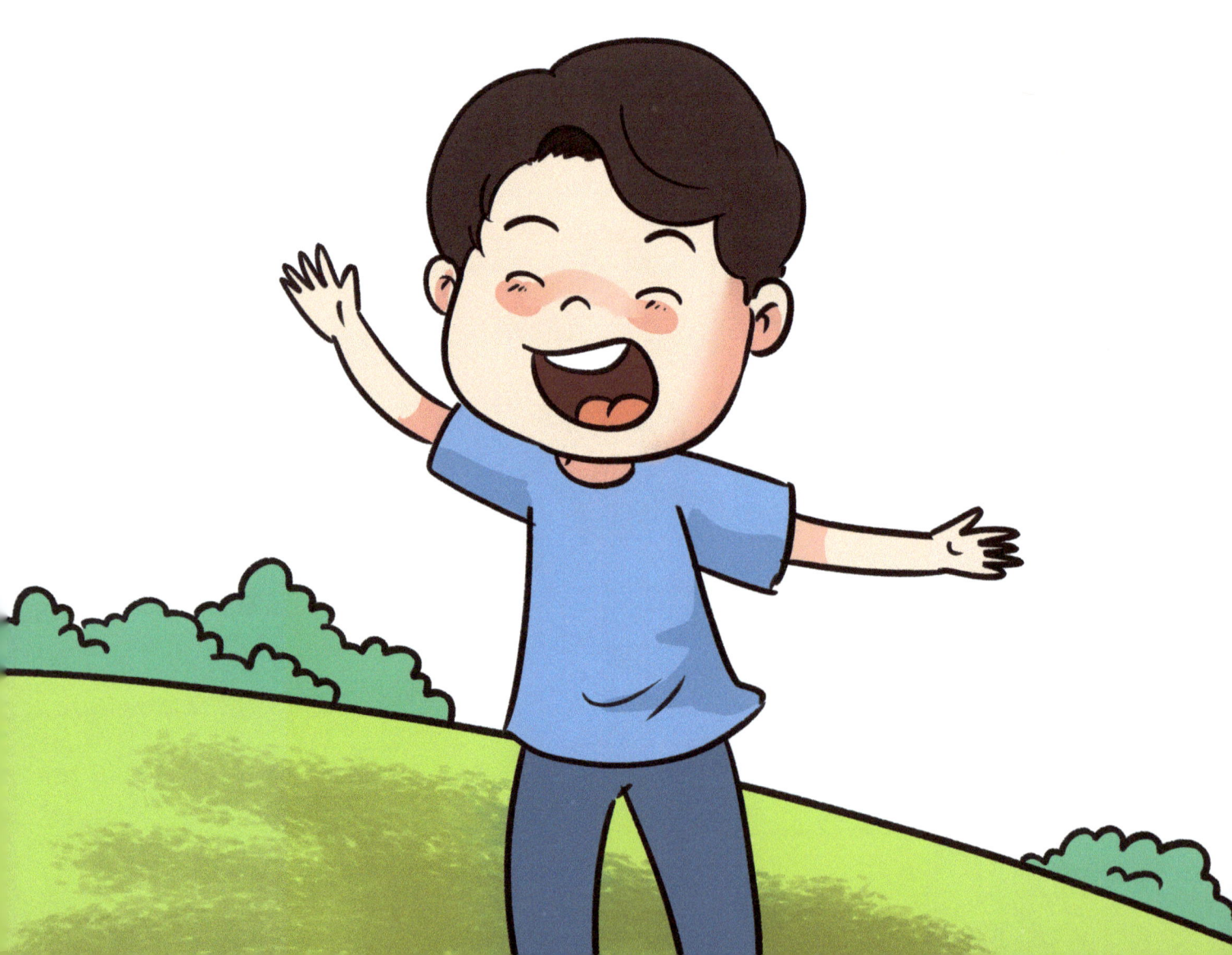

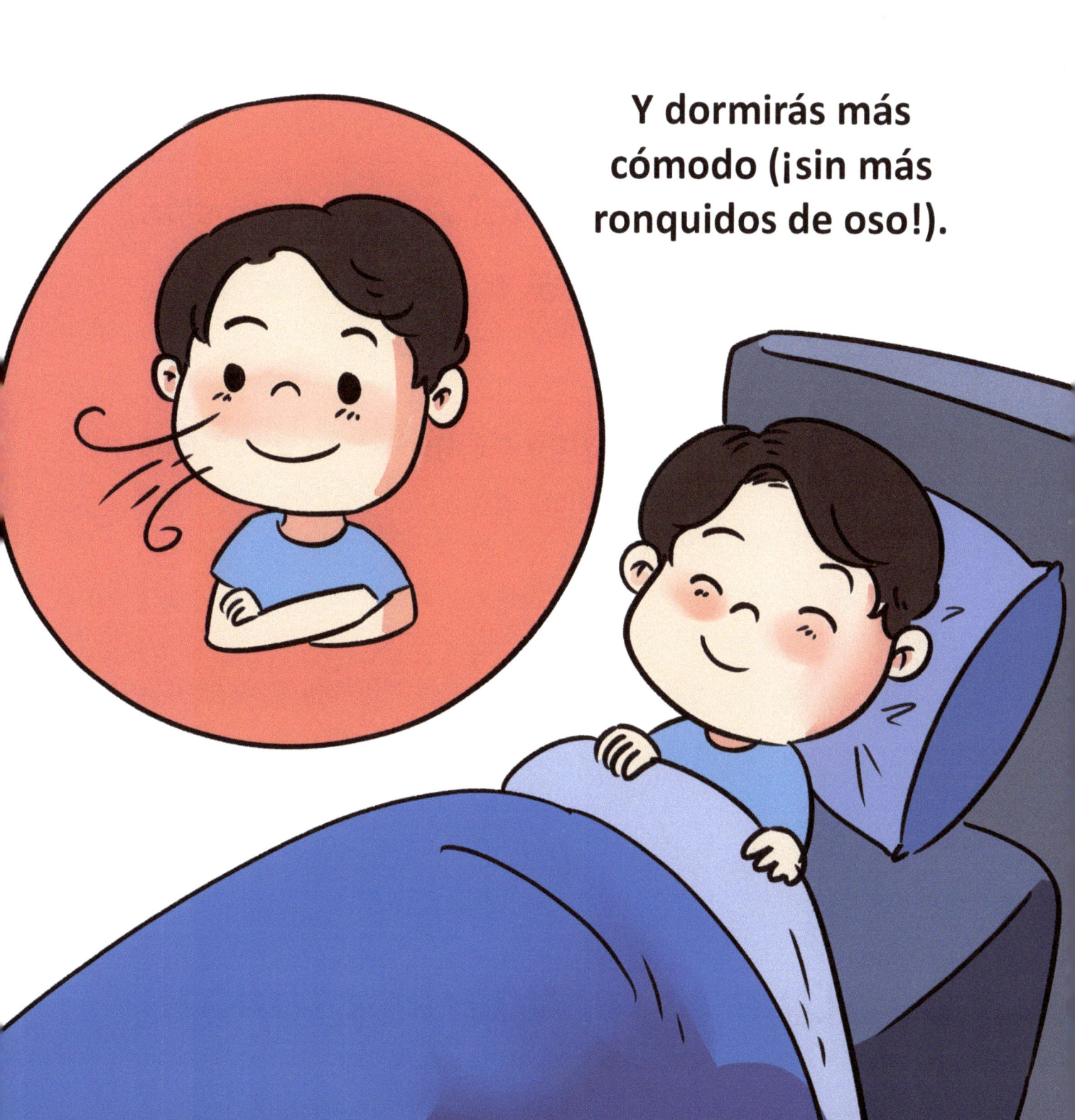

Y dormirás más cómodo (¡sin más ronquidos de oso!).

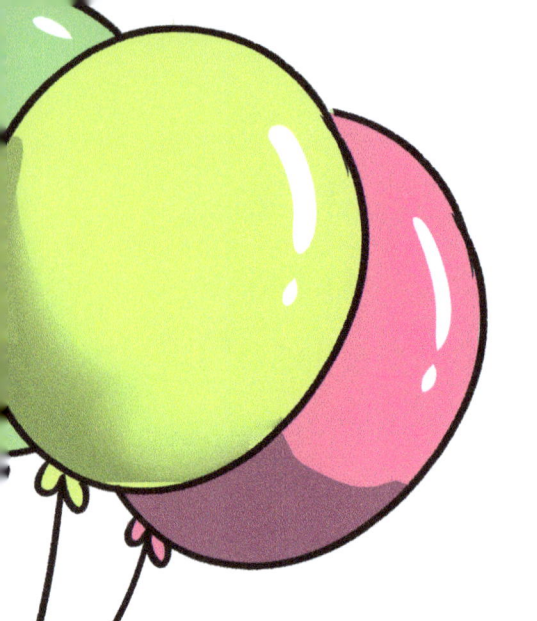

¿Qué harás cuando ya no tengas adenoides?

¿Una fiesta? ¿Una celebración?

¿Cuál es tu forma favorita de celebrar?

Dibuja o escribe tu plan de fiesta a continuación.

¡Que te recuperes pronto!

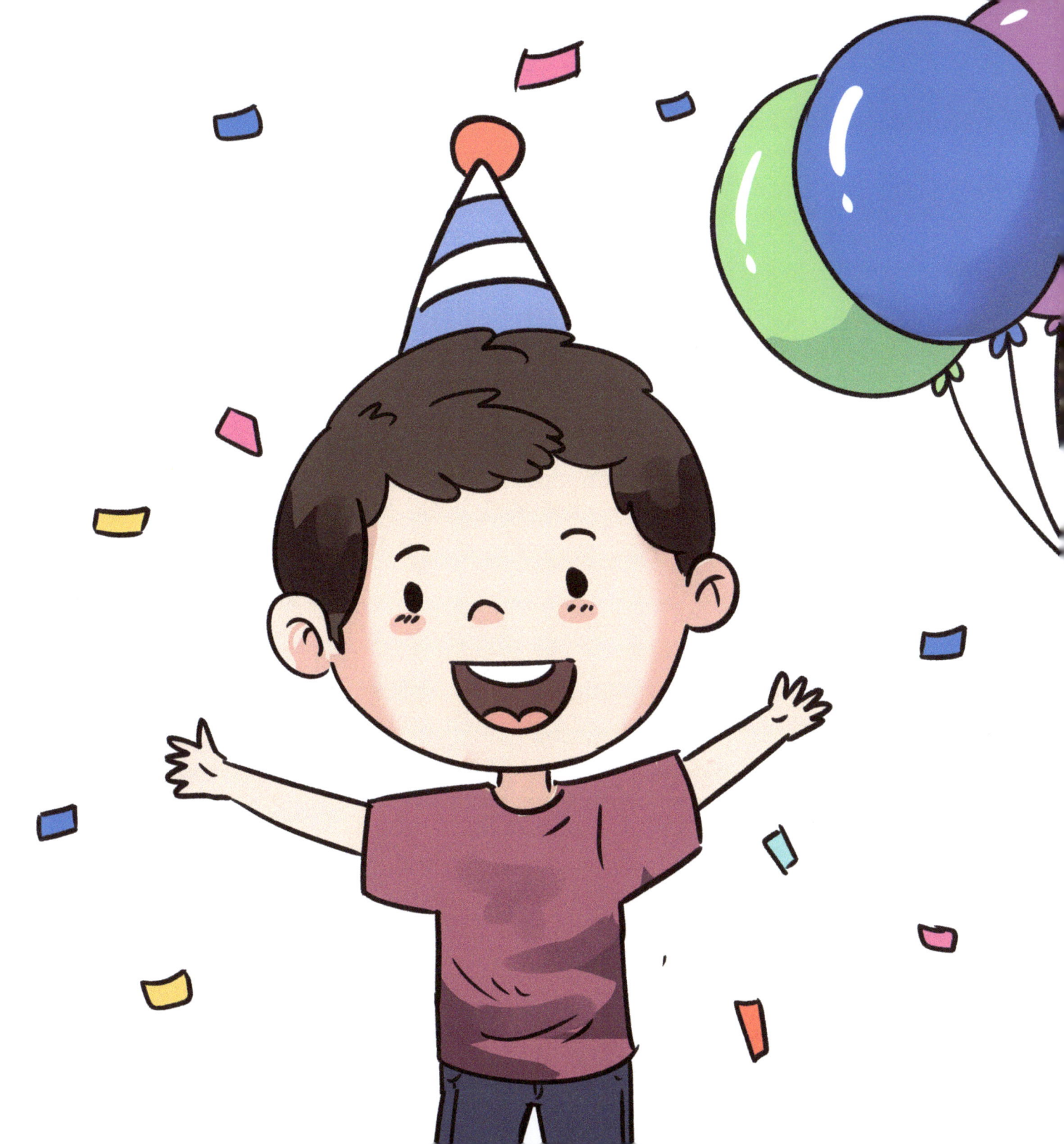

Notas para Padres/Tutores

- La colocación del catéter intravenoso (IV) en niños pequeños generalmente se realiza cuando ya están dormidos en la sala de operaciones.

- Después de la cirugía, es común que los niños se sientan confundidos, desorientados o irritables, y pueden llorar, sollozar, patear, gritar o agitarse. Normalmente, la anestesia tarda aproximadamente una hora en desaparecer.

- Instrucciones/restricciones postoperatorias: El médico de su hijo(a) debe darle instrucciones específicas sobre (1) lo que su hijo(a) puede y no puede hacer durante el período de recuperación, (2) la duración de las restricciones postoperatorias, y (3) cualquier seguimiento posterior a la cirugía. Además, (4) debe indicarle qué observar y cuándo es necesario que regrese al hospital en caso de una emergencia. Si lo olvidan, por favor recuérdeles amablemente y obtenga estas instrucciones/restricciones antes de salir del hospital.

Aviso Legal

Este libro está escrito con fines informativos, educativos y de crecimiento personal, y no debe ser utilizado como sustituto de las recomendaciones médicas.

Por favor, consulta al médico de tu hijo si necesitan atención médica y para asegurarte de que la información en este libro se relaciona con la condición médica y las necesidades de tu hijo. No puedo garantizar que lo que experimente tu hijo sea exactamente lo que se discute en este libro.

El autor y el editor no son responsables, directa o indirectamente, de ningún daño, pérdida monetaria o reparación debido a la información en este libro. Al leer este libro, los lectores acuerdan no responsabilizar al autor, al editor y al traductor por ninguna pérdida como resultado de errores, inexactitudes u omisiones en este libro.

Por favor, ten en cuenta que la experiencia de tu hijo depende del lugar, la instalación, su condición médica y el equipo de atención médica. Utiliza este libro junto con las recomendaciones del médico de tu hijo. Gracias.

¿Este libro ilustrado ayudó de alguna manera a tu hijo?
Si es así. ¡Cuéntame sobre su experiencia!

www.amazon.com/gp/product-review/B0F9Y7PJ3D

Para otros títulos de libros, puedes visitar:

www.fzwbooks.com

Conectar con el Autor

Correo electrónico: books@fzwbooks.com
facebook/instagram: @FZWbooks

¡Disponible Ahora!

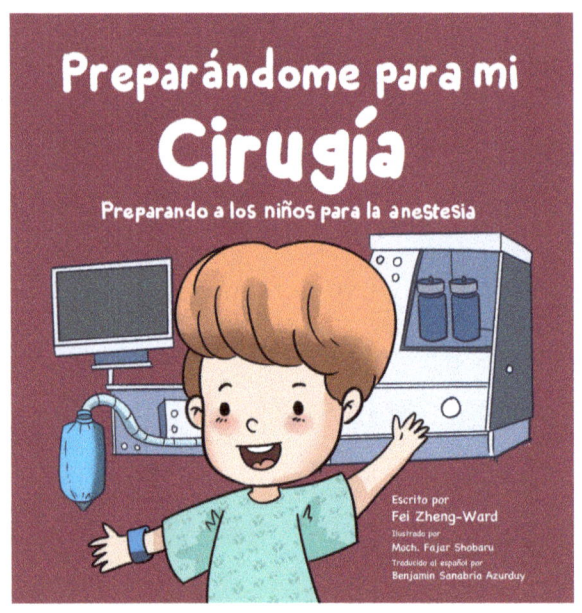
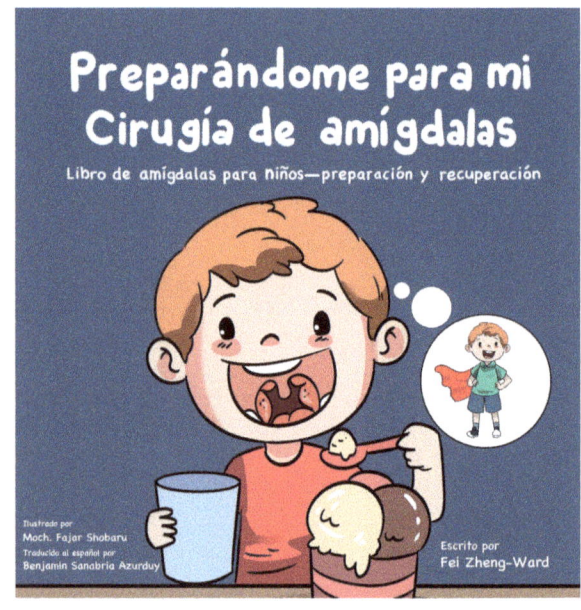
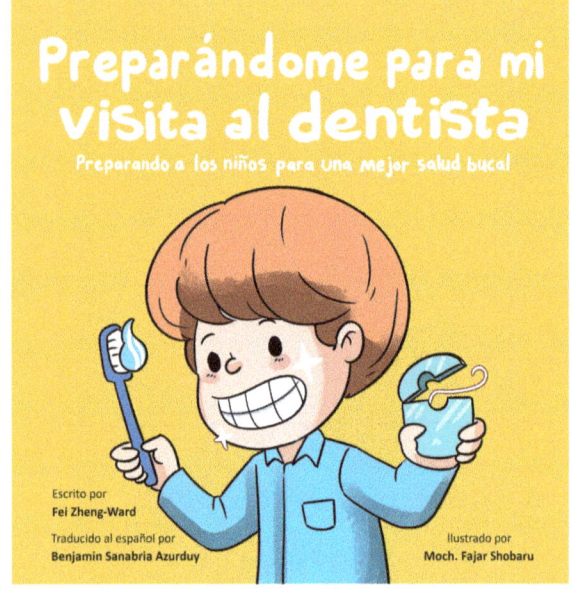
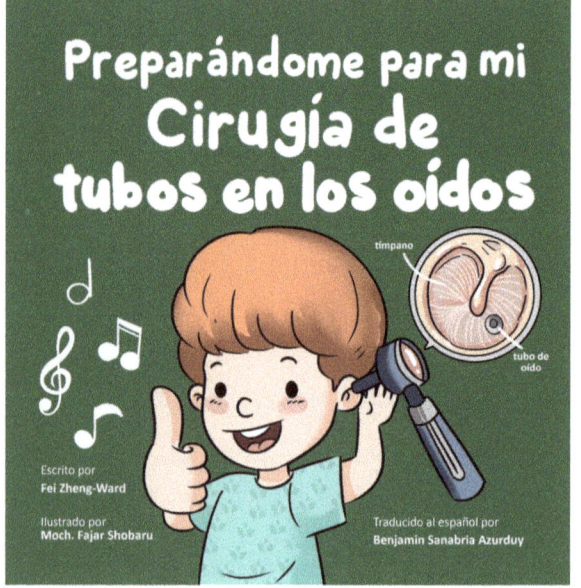

www.ingramcontent.com/pod-product-compliance
Lightning Source LLC
Chambersburg PA
CBHW040000040426
42337CB00032B/5171